BEI GRIN MACHT SICH IHR WISSEN BEZAHLT

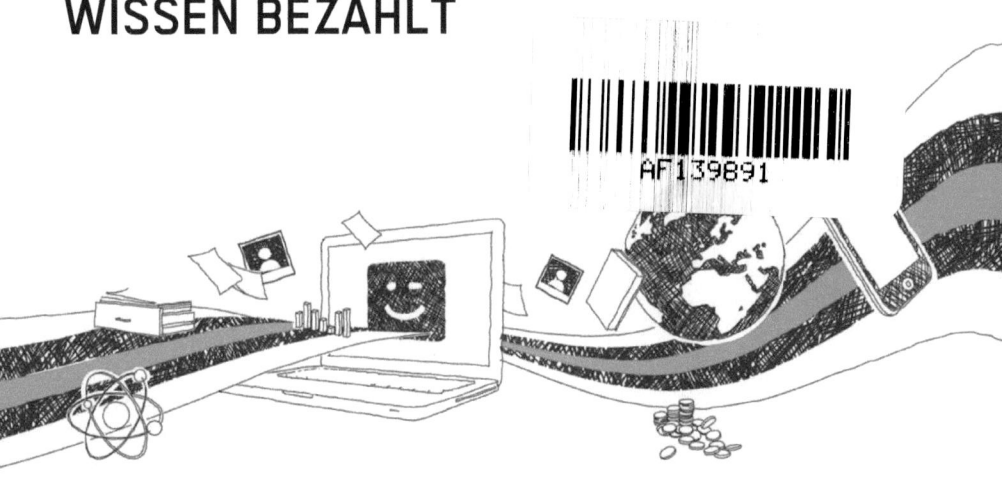

Bibliografische Information der Deutschen Nationalbibliothek:

Die Deutsche Bibliothek verzeichnet diese Publikation in der Deutschen National-bibliografie; detaillierte bibliografische Daten sind im Internet über http://dnb.d-nb.de/ abrufbar.

Coverbild: Monkey Business Images

@Shutterstock.com

Impressum:

Copyright © 2019 GRIN Verlag
Druck und Bindung: Books on Demand GmbH, Norderstedt Germany
ISBN: 9783668982598

Dieses Buch bei GRIN:

https://www.grin.com/document/492861

Abdul Wasiqi

Einführung in das Beschwerdemanagement im Gesundheitswesen

GRIN Verlag

Abschlussarbeit zum Thema

„Einführung in das Beschwerdemanagement"

Thema der Hausarbeit

"Einführung in das Beschwerdemanagement"

Abdul Wasiqi

Inhaltsverzeichnis

1.Übersicht

In dieser wissenschaftlichen Arbeit soll das Beschwerdemanagement als Instrument im Qualitätsmanagement eines ambulanten Pflegedienstes hinsichtlich seiner Funktion und Relevanz für das Unternehmen vorgestellt werden. Zunächst wird ein ambulanter Pflegedienst einschließlich dessen Aufbau und Organisation exemplarisch dargestellt Im darauffolgenden Teil dieser Arbeit wird auf das Beschwerdemanagement eingegangen. Neben der allgemeinen Definition, einschließlich Konzept und einzelner Prozessschritte, wird die Eingliederung des Beschwerdemanagements in das Qualitätsmanagement und das Unternehmens vorgestellt. Im Hauptteil dieser Arbeit wird der Prozess des Beschwerdemanagements anhand des beispielhaften Pflegedienstes dargestellt und aufgezeigt, welche Chancen und Risiken sich ergeben. Anhand der S.W.O.T.- Analyse sollen dann mögliche Ziele des Unternehmens bei der Implementierung des Beschwerdemanagements ausgearbeitet und die hierfür nötigen Maßnahmen betrachtet werden. Zuletzt folgt eine Gegenüberstellung der sich aus dem Beschwerdemanagement ergebenen Kosten und Nutzen. Im Schlussteil folgt eine zusammenfassende Betrachtung der Ergebnisse der voranstehenden Analysen und eine eigne Einschätzung ausgesprochen.

1.1 Einleitung

Die Gesellschaft wird tendenziell älter und familiäre Strukturen verändern sich. Die Anzahl an pflegebedürftigen Menschen steigt[1], wie in Abbildung 1 ersichtlich ist, jedoch werden sie immer seltener von Familienangehörigen unterstützt. Die häusliche Pflege ist eine tendenziell kostengünstigere Lösung gegenüber dem Pflegeheim. Die Inanspruchnahme eines ambulanten Pflegedienstes gewinnt in der heutigen Gesellschaft zunehmend an Beliebtheit und das Konzept erweist sich zunehmend als wirtschaftlich effizient. Die anliegende Statistik zeigt, dass in dem vergangenen Jahrzehnt zunehmend ambulante Pflegedienste gewählt wurden. Abbildung 2 zeigt die Progression der Beschäftigungsrate sowohl im stationären als auch im ambulanten Pflegedienst. Während im Jahr 1999 nur 183.782 Personen im ambulanten Pflegedienst beschäftigt waren, sind es 2015 bereits 344.000[2]

[1.] www.destatis.de 11.03.2018, 18 Uhr
[2.] www.destatis.de 11.03.2018, 18 Uhr

Mit der zunehmenden Anzahl an pflegebedürftigen Personen steigt auch die Qualitätserwartung erheblich und erhöht den Leistungsdruck auf die Pflegekräfte. Angehörige möchten die Pflegebedürftigen in guter Lebensqualität wissen und erwarten hohe fachliche Kompetenzen und eine dauerhafte persönliche Erreichbarkeit von Pflegekräften. Es müssen jedoch nicht nur immer mehr Kunden gewonnen werden, sondern auch die bereits bestehenden Kunden gehalten. Hierfür spielt das Qualitätsmanagement samt des Beschwerdemanagements eine zentrale Rolle. Ziel dieser Arbeit ist zu zeigen, dass die Implementierung eines Beschwerdemanagements für den ambulanten Pflegedienst als Dienstleistungsgesellschaft relevant, lohnend und längerfristig gesehen notwendig ist.

1.2 Darstellung des Unternehmens

Seit der Gründung des ambulanten Pflegedienstes Alster am 01.04.2002 sind die Grundsätze für die Qualität und Qualitätssicherung in der ambulanten Pflege im Sinne von § 113 SGB XI[3] immanent. Der Pflegedienst ist Mitglied im Bundesverband privater Anbieter sozialer Dienste (BPA).

Die Leistungen des Pflegedienstes umfassen das typische Spektrum ambulanter Pflegedienste. Dazu gehört neben der Kranken-, Grund- und Hauspflege auch die Alltagsbetreuung. Im Rahmen der krankenpflegerischen Versorgung werden Injektionen vorgenommen, Verbände gewechselt, Medikaments zugeführt, Wunden versorgt und sämtliche übrige Behandlungen vorgenommen, die der Patient selbst nicht vornehmen kann. Weiterhin gehören zur Grundpflege die Körperpflege, Mobilisierung und auch Hilfe bei Inkontinenz. Auch die Versorgung des Haushalts, die Zubereitung von Mahlzeiten und Begleitung zu Arzt- und Behördenterminen sind im Rahmen er Hauspflege vom Leistungsspektrum abgedeckt. Dazu kommt die übliche Alltagsbetreuung in Form von Spaziergängen, Unterhaltung sowie organisatorische Hilfestellungen und Botengänge.

Mittelpunkt dieses Pflegeleistungsspektrums ist der zu betreuende Patient.

---

[3] SGB XI

Dass sich der Patient aufgrund seiner Erkrankung in einer besonderen Lebenssituation befindet, ist im Bewusstsein des Pflegepersonals verankert. Die Aufgabe des Pflegepersonals ist dem Bedürfnis des Patienten nach Akzeptanz, Zuwendung und Pflege gerecht zu werden. Dabei sind Zeit, Aufmerksamkeit, Zuwendung und Fürsorge wichtige Faktoren.

Alster hat für sich selbst als eine der prioritären Aufgaben erklärt, dass die steigende Zahl der zu pflegenden Menschen mit Migrationshintergrund bestmöglich bewältigt wird. Dafür wird Bestandspersonal fortgebildet und geschult und bei der Auswahl neuen Personals auch Bewerber ausgewählt, die selbst einen Migrationshintergrund haben. Dies führt dazu, dass 23% der Mitarbeiterinnen und Mitarbeiter bereits selbst einen Migrationshintergrund aufweisen, was die Adaption an die neuen Parameter deutlich vereinfacht.

1.3 Darstellung eigene Person

Ich habe 2012 mein Krankenpfleger Ausbildung gemacht und bin seither ununterbrochen in meinem Beruf tätig. 2017 habe ich mein 500 stunden PDL Kurse erfolgreich absolviert.

1.4 Das Beschwerdemanagement

Das Beschwerdemanagement oder auch Reklamationsmanagement ist ein fester Bestandteil des Costumer-Relationship-Managements in den meisten großständischen Dienstleistungsunternehmen. Hierbei geht es jedoch nicht um die Akquirierung neuer Kunden, sondern in erster Linie um den Erhalt des bereits existierenden Kundenstamms, indem die Kundenzufriedenheit nach einem negativen Erlebnis des Kunden mit der Dienstleistung wiederhergestellt wird. Der Begriff „Beschwerde" wird von Stauss und Seidel als eine „Artikulation von Unzufriedenheit, die gegenüber Unternehmen oder auch Drittinstitutionen mit dem Zweck geäußert werden, auf ein subjektiv als schädigend empfundenes Verhalten eines Anbieters aufmerksam zu machen, Wiedergutmachung für erlittene Beeinträchtigungen zu erreichen und / oder eine Änderung des kritisierten Verhaltens zu bewirken" beschrieben[4].

1.5 Begründung der Themenwahl

Ich habe mich aufgrund des steigenden Bedarfs und die Beschwerden in der pflege diesem Thema gewählt. Denn die Kommunikation der Angestellter in der Pflege unabdingbar und für beide Seiten sehr wichtig. Der Patient hat einen Anspruch ausführliche über die Diagnose und Therapie in seiner Krankheit informiert zu werden, dass die Pflegepersonal benötigt wichtige Daten und Informationen. Angestellte in der Pflegedienst die einen Migrationshintergrund haben müssen die Anamnese verstehen, aktuelle Schmerzempfindungen für die medizinische Behandlung. Aufgrund sprachlicher Barrieren keines hier zu Problemen kommen, denen man durch bestimmte Maßnahmen entgegentreten kann ich möchte dieses Thema praxisbezogen anhand meiner Erfahrung im vergangenen Jahr 2017 darstellen und was ist das Beschwerdemanagement.

2. Theorie.

2.1 Rechtliche Grundlagen

Zur Durchführung einer Qualitätsprüfung erteilen die Landesverbände der Pflegekassen gem. § 114 Abs. 1 SGB XI[5] dem Medizinischen Dienst der Krankenversicherung, dem Prüfdienst des Verbandes der privaten Krankenversicherung e. V. im Umfang von 10 Prozent der in einem Jahr anfallenden Prüfaufträge oder den von ihnen bestellten Sachverständigen einen Prüfauftrag. Der Prüfauftrag enthält Angaben zur Prüfart, zum Prüfgegenstand und zum Prüfumfang. Die Prüfung erfolgt als Regelprüfung, Anlassprüfung oder Wiederholungsprüfung. Die Pflegeeinrichtungen haben die ordnungsgemäße Durchführung der Prüfungen zu ermöglichen.

Gem. § 114a Abs. 7 SGB XI[5] beschließt der Spitzenverband Bund der Pflegekassen unter Beteiligung des Medizinischen Dienstes des Spitzenverbandes Bund der Krankenkassen und des Prüfdienstes des Verbandes der privaten Krankenversicherung e. V. zur verfahrensrechtlichen Konkretisierung Richtlinien über die Durchführung der Prüfung der in Pflegeeinrichtungen erbrachten Leistungen und deren Qualität nach § 114 sowohl für den ambulanten als auch für den stationären Bereich.

[4.] Stauss/Seidel, 2014, 27
[5.] SGB XI Abs 1, Abs 2

In den Richtlinien sind die Maßstäbe und Grundsätze zur Sicherung und Weiterentwicklung der Pflegequalität nach § 113 zu berücksichtigen. Die Richtlinien sind in regelmäßigen Abständen an den medizinisch-pflegefachlichen Fortschritt anzupassen. Die Richtlinien über die Durchführung der Qualitätsprüfung sind für den Medizinischen Dienst der Krankenversicherung und den Prüfdienst des Verbandes der privaten Krankenversicherung e. V. verbindlich.

Ziel dieser Richtlinien ist es, ein bundesweit einheitliches Verfahren zur Qualitätssicherung der Qualitätsprüfungen zu regeln, das eine einheitliche Prüfungspraxis der Medizinischen Dienste gewährleistet. Insbesondere soll das Qualitätssicherungssystem dazu dienen, die Vergleichbarkeit der Qualitätsprüfungen sicherzustellen, mögliche Schwachstellen zu identifizieren, Verbesserungspotenziale aufzuzeigen und die Transparenz der Qualitätsprüfungen zu erhöhen.

Zum 01.01.2018 ist eine neue Qualitätsprüfungsrichtlinie (QPR) in Kraft getreten. Der GKV-Spitzenverband hat unter Beteiligung des MDS die QPR nach § 114 SGB XI [6] an die Regelungen des dritten Pflegestärkungsgesetzes (PSG III) angepasst. Neu ist für die ambulante Pflege, dass zukünftig auch Personen in die Prüfungen von ambulanten Pflegediensten einbezogen werden, die nur Leistungen der häuslichen Krankenpflege nach dem fünften Sozialgesetzbuch (SGB V)[7] und keine Leistung nach dem elften Sozialgesetzbuch (SGB XI) erhalten.

Gestützt auf die §§ 112 bis 115a SGB XI[6] wird ein gesetzliches Erfordernis zur Darlegung eines Konzeptes zum Beschwerdemanagement hergeleitet. Es müssen konkretisierte Regelungen hinsichtlich des Umgangs mit Beschwerden getroffen werden. Diese Vorschriften müssen im Mindestmaß Verfahrensweisen zur Erfassung und Bearbeitung von Beschwerden sowie die Kriterien für eine nachweisliche Umsetzung enthalten.

2.2 Kosten

Kosten zur Einführung das Beschwerdemanagement legen bei ca 5.000 Euro. PDL, Pflegefachkräfte, Zeitaufwand und etc. in diesem Pflegedienst.

---

[6] SGB XI
[7] SGB V

3. Situationsanalyse

3.1 Ist-Analyse des beispielhaften ambulanten Pflegedienstes

Im ersten Teil dieser Arbeit wird nun die Ist-Analyse des Pflegedienstes A anhand der SWOT-Analyse durchgeführt. Hierbei werden die Stärken, Schwächen, Chancen und Risiken analysiert und gegenübergestellt. Dafür wird zunächst eine mögliche Tour eines Pflegers beispielhaft dargestellt. Bezugnehmend auf den als Beispiel herangezogenen Pflegedienst, kann eine durchschnittliche Tour wie folgt dargestellt werden:

Pfleger B hat eine Vollzeitstelle in dem Pflegedienst A. Gesamtarbeitszeit seien 8 Stunden 30 Minuten. § 4 Arbeitszeitgesetz sagt, es muss mindestens 30 Minuten bei Arbeitszeit von 6-9 Stunden und 45 Minuten bei einer Arbeitszeit von mehr als 9 Stunden eingehalten werden. Geplant sind für den Tag 24 Einsätze. Darunter werden 3 Patienten 2 Mal angefahren. Zu Beginn der Schicht hat sich Pfleger B um 5.00 Uhr am Morgen an der Dienststelle einzufinden. Der Pfleger muss sich vorbereiten und die das Equipment packen. Auch muss er sich absichern, ob es keine Änderungen im Tourenplan gab, da gegebenenfalls durch frühzeitige Entlassungen der Patienten aus den Krankenhäusern und spontane Einlieferungen ins Krankenhaus umgeplant werden muss. Die Fahrtzeit von der Zentrale zum Patienten und zwischen den Patienten und wieder zurück wird mit circa 5 Minuten pro Fahrt berechnet. Hierbei wird jedoch nicht eventuell anfallender Stau oder erschwerte Parkplatzsuche kalkuliert. Für einen Patienten, der Tabletten gereicht bekommt, eine Körperpflege erhält und dem Nahrung angereicht wird, werden insgesamt 45 Minuten eingeplant. Dahingehen werden Patienten mit geringerem Aufwand, Tabletten eingeben und Teilkörperwäsche mit 30 Minuten berechnet. Sind nur Medikamentengaben oder Blutzuckermessungen und anschließende Injektion des Insulins oder nur ein Wechsel von Verbänden geplant so werden hierfür 6 Minuten geplant. Hier ist nur die reine Tätigkeit berechnet. Es wird allerdings nicht miteinberechnet, dass es zu ungeplanten Ereignissen kommen kann. Dies wäre ein Sturz eines Patienten, Behinderung der Körperpflege durch plötzlich auftretenden Schmerzen oder andere unvorhersehbare und unumgehbare Begebenheiten.

Die SWOT-Analyse nach Porter soll nun aufzeigen, in welcher unternehmerischen Situation sich der Pflegedienst A befindet. Anhand dieser Übersicht kann sodann mittels zweier Beispiele der Prozess eines Beschwerdemanagements von der Aufnahme bis zum Rücklauf dargestellt werden.

3.2 Das Beschwerdemanagement des Pflegedienstes A

Der Kunde B, welcher mittig der Tour der Frühschicht eingeplant ist, legt Beschwerde über die Unpünktlichkeit des Pflegers C ein. Dies tut er, unter Anleitung eines Angehörigen, indem er seinen Bericht auf einem DIN A 4 Zettel niederschreibt, welchen er dem Pfleger „für den Geschäftsleiter" mitgibt. Der Pfleger C habe sich „zum wiederholten Mal verspätet" und sei bei telefonischer Kontaktierung meistens nicht erreichbar. Wenn er erreichbar war, so habe er sich „abgenervt" und „kurz angebunden" geäußert. Der Kunde fühle sich vernachlässigt, nicht ernst genommen und meint bei dem „nächsten Fehltritt" werde er sich nach einem anderen häuslichen Pflegedienst umsehen.

Die Beschwerdestimulierung ist beim Pflegedienst A bereits im ersten Schritt gescheitert. Der Kunde B wurde nicht vom Unternehmen aus angeregt seine Beschwerde zu äußern und somit verzögert sich an diesem Punkt bereits die Möglichkeit zur Intervention. Ein Außenstehender hat den Kunden dazu angeregt Beschwerde einzulegen. Auch die Formalität ist so nicht geplant. Kunden des Pflegedienstes A können ein vorgegebenes Ausfüllformular einfordern. Dieses wird der Pfleger beim nächsten Besuch mitbringen. Der Kunde kann dies dann ausgefüllt an die Poststelle des Pflegedienstes A versenden. Auch ist es möglich, unter Angabe der Kundennummer, das Beschwerdeformular auszufüllen. Beide Wege führen direkt zum Mitarbeiter des Beschwerdemanagements.

Bereits telefonisch hat Kunde B seinen Missmut über die die Unpünktlichkeit des Pflegers C geäußert. Hier findet der Erstkontakt zwischen Beschwerdeführer und Beschwerdeempfänger statt. Der Leitfaden des Pflegedienstes A besagt, die Pfleger haben sich stets höflich und freundlich gegenüber den Kunden zu verhalten. Dies sei vor allem geboten, wenn die Kundenbindung gefährdet ist. Diesem Standard hat das Verhalten des Pflegers A jedoch nicht entsprochen.

Die schriftliche und mündliche Beschwerde muss Pfleger A an den zuständigen Sachbearbeiter D des Beschwerdemanagements weitertragen. Dieser versieht den Brief mit einem Eingangsstempel und notiert eine Frist zur Wiedervorlage, bis zu diesem Zeitpunkt sollte der Kunde eine Reaktion des Unternehmens erhalten haben. Bei Beschwerden über Unpünktlichkeit einschließlich unprofessioneller Reaktion oder unzureichender pflegerischer Leistung, wird ein personalisiertes Entschuldigungsschreiben verfasst, welches vom Geschäftsführer unterschrieben wird. Dieses Schreiben beinhaltet auch das Versprechen die Prozesse in Zukunft zu optimieren und, wenn möglich, die Tour effektiver zu planen. Dann entnimmt Sachbearbeiter den Berichten die für das Unternehmen relevante Information, formuliert diese in die vorgelegten Standardaussagen um und fügt diese in Diagramme zusammen, um hieraus die Agglomerationen zu berechnen. Hierbei notiert der Sachbearbeiter B unter jeder Beschwerde eine von drei möglichen Stufen der Empfindlichkeit beim Kunden beim Auftreten des jeweiligen Ereignisses. Als Ursache für das aufgetretene Problem analysiert Sachbearbeiter C die strenge Zeitplanung und unzureichende Zeit pro Patient und Anfahrt. Den Bericht legt Sachbearbeiter C dem Personalleiter D vor. In periodischen Abständen wird der Geschäftsleitung ein umfassender Bericht vorgelegt. Die Geschäftsleitung sieht in der Einführung des Beschwerdemanagements das Potential die Kundenbindungen zu stabilisieren und teilweise auch das

Verhalten der Mitarbeiter zu überprüfen. In regelmäßigen Sitzungen mit dem gesamten Team wird besprochen, ob die Kundenbeziehungen sich verbessert haben, ob die Mitarbeiter die Berichte und Hinweise aus dem Beschwerdemanagement als hilfreich empfinden und sie diese verwenden können. Auch dürfen die Mitarbeiter im Gegenzug Bedarf und Ideen äußern.

4. Ziele

Die Ziele einer Implementierung des Beschwerdemanagements im Qualitätsmanagement in einem Unternehmen können als Erweiterung der Qualitätssicherstellung erachtet werden. Während das Qualitätsmanagement darauf ausgerichtet ist die Einhaltung der bereits bestehenden Leitsätze und Standards des Unternehmens zu überprüfen und im Status quo verbleibt, bietet das Beschwerdemanagement die Möglichkeit einer Erweiterung dessen. Schwachstellen werden durch Inputs von außen erkannt und Optimierungspotenzial für betriebliche

Prozesse kann hieraus formuliert werden. Die Ziele des Beschwerdemanagements können in zwei Teilziele untergliedert werden.

4.1 Stabilisierung gefährdeter Kundenbeziehungen

Ziel des Qualitätsmanagements ist es in der freien Marktwirtschaft mit einem großen Wettbewerbsdruck seinen bereits gewonnen Kundenstamm zu halten, indem man die Kundenzufriedenheit aufrechterhält und somit den Wechsel des Kunden zur Konkurrenz verhindert[8]. In der heutigen Gesellschaft haben die meisten Kunden einfach zugängliche Informationskanäle und können sich mühelos einen Überblick über die Angebote auf dem Markt informieren. Daher sollte der Impuls, sich nach einem neuen Anbieter umzuschauen, frühzeitig gehemmt werden. Ein solcher Impuls kann entstehen, wenn ein Kunde eine negative oder ungenügend zufriedenstellende Erfahrung mit einer Dienstleistung gemacht hat. Daher muss bereits an dieser Stelle interveniert werden. Der Kunde muss wissen, dass es die Möglichkeit gibt, seine Bedenklichkeit und auch Ärger gegenüber dem Dienst zu äußern und dass dies auch ernstgenommen oder weitestgehend sogar entschädigt wird. In der Literatur wird oft vom „Service Recovery" gesprochen[9].

4.2 Qualitätssicherung

Bei dem weiteren Ziel des Beschwerdemanagements wird oft von „Complaint Management" gesprochen[10].

---

[8] Kukat, 2005, 55
[9] Schöler, 2009, 63
[10] Homburg/Schäfer/Schneider, 2003, 35

Hierbei findet die Analyse der Beschwerden der Kunden unternehmensintern zum Zweck der Qualitätssteigerung Verwendung. Es kann durch frühzeitige Lösung von wiederkehrenden Problemen beziehungsweise Verbesserung von Prozessen der Standard des Unternehmens gehoben und somit die Wettbewerbsfähigkeit gesteigert werden. Durch ein höher gestecktes Leitbild und Vermeidung von Fehlerkosten werden Wettbewerbsvorteile generalisiert und im Umkehrschluss dessen neue Kunden akquiriert.

Der Kostenaufwand für die Implementierung des Beschwerdemanagements ist nicht zu vernachlässigen, jedoch wird im der weitere Verlauf dieser Arbeit aufgezeigt, dass nachhaltige Kundenorientierung effizienter ist als Neukundengewinnung.

4.3 Rahmenbedingungen des Beschwerdemanagements

Für ein erfolgreiches Qualitätsmanagement ist es notwendig, das gesamte Konzept des Beschwerdemanagements ausreichend abzudecken. Hierzu gehören die Kanäle der Beschwerdeeinreichung, die Informationsverarbeitung und Rückmeldungskonzept aber auch die betrieblichen Rahmenfaktoren. Sie beinhalten Strategien und Grundlagen, welche betriebliche Voraussetzungen für das Beschwerdemanagement gegeben sein müssen. Es muss festgelegt werden, wie das Instrument des Beschwerdemanagements in das Unternehmen eingegliedert wird. Zwischen dem Beschwerdemanagement und den anderen Funktionen innerhalb des Unternehmens müssen Verknüpfungen hergestellt werden. Auch muss die hierarchische Positionierung innerhalb des Unternehmensorganigramms verankert werden[11] . Dies beinhaltet, das Betrachten des Beschwerdemanagements und die Beschwerden der Kunden als relevant für das Unternehmen und dessen Mitarbeiter. Innerhalb des Beschwerdemanagements muss entsprechend geschultes Fachpersonal eingestellt werden, welches sich mit der Aufnahme, Verarbeitung und vor allem interner und externer Weiterleitung der Beschwerden beschäftigt. Weiterhin muss hierfür entsprechende Hard- und Software zur Verfügung gestellt werden[12]. Der Gesamtprozess wird im Folgenden nach Stauss und Seidel in mehreren Schritten untergliedert wiedergegeben, (siehe Abbildung 3). Diese Schritte können in direkte und indirekte Prozesse segmentiert werden. Die Schritte des direkten Prozesses stehen im unmittelbaren Kontakt zum Kunden.

[11.] Stauss, 2013, 856.
[12.] Plein, 2016, 200

Hierzu gehören die Beschwerdestimulierung, Beschwerdeannahme und die Beschwerdebearbeitung. Diese sind auf den einzelnen Fall und Kunden individuell bezogen.

Die darauffolgenden Schritte gehören zum internen Prozess und werden innerhalb des Unternehmens bearbeitet. Hierzu gehört die Beschwerdeauswertung und das Beschwerdemanagement-Controlling[13.] Im nachstehenden Absatz werden die einzelnen Schritte genauer erläutert.

4.a Ziele nach dem SMART Modell

Vor der Einführung des Beschwerdemanagements müssen Ziele festgelegt werden, welche durch die Implementierung dieses Instruments erreicht werden sollen. Im Folgenden soll nach der Prämisse des S.M.A.R.T. Modells eine mögliche Zielformulierung für den Pflegedienst A erarbeitet werden. S.M.A.R.T. ist ein Akronym für die folgenden Faktoren:

- Specific/spezifisch

-Measurable/messbar

-Accepted/akzeptabel

- Reasonable/realistisch und

-Time Bound/terminierbar[14.] .

Im folgenden Absatz wird auf die einzelnen Kriterien näher eingegangen.

4a.1 Spezifisch

Nach diesem Kriterium hat das Ziel möglichst genau beschrieben zu werden. Ein Wirtschaftswachstum des Unternehmens oder „mehr Gewinne erzielen" sind kein konkretes Ziel. Das Ziel kann jeweils in Nah- und Fernziele unterteilt werden.

[13.] Zollondz, 2011, 424-425

[14.] Stolzenberg/Heberle, 2009, 49

Ein Nahziel wäre im Beispiel des Pflegedienstes A eine vermehrte Kenntnis über die Möglichkeit der Beschwerdeeinreichung des Kunden beim Pflegedienst A. Als Fernziel könnte man eine Reduzierung Kundenfluktuation formulieren.

4a.2 Messbar

Damit ein Fortschritt nachvollziehbar ist, muss das Ziel messbar, also anhand von Mengeneinheiten oder Zeitfenstern erfasst werden können. In dem oben genannten Beispiel würde die Formulierung des Ziels beinhalten, wie viele Beschwerden im Monat eingehen. Bei der Planung des Fernziels bietet die Anzahl der Kunden, welche das Unternehmen verlassen haben, den maßgebenden Faktor.

4a.3 Akzeptiert

Ziele, welche von der Geschäftsleitung gesteckt werden, haben selten Aussicht auf Erfolg, wenn sie bei den Mitarbeitern keine Akzeptanz finden. Daher ist es wichtig, dass die Geschäftsleitung vorgedachte Ziele im Team bespricht, um die Meinung der Mitarbeiter einzuholen und gegebenenfalls eine akzeptable Umformulierung vorzunehmen. Die Pfleger und Pflegerinnen des Pflegedienstes A haben die Möglichkeit Bedenken und Probleme zur Erreichung der Ziele zu äußern.

4a.4 Realistisch

Ziele, welche vom Geschäftsführer gewünscht sind, müssen auch real erreichbar sein und werden anderenfalls nicht von den Mitarbeitern akzeptiert. Mehrere Nahziele, aus denen sich das gewünschte Fernziel ergibt, können von Mitarbeitern leichter verstanden werden und eine nähere Aussicht auf Erreichung eines Ziels kann als Motivator für den Mitarbeiter wirken.

4a.5 Terminierbar

Die Planung von Fristen und Terminen bieten sowohl den Mitarbeitern des Controllings die Möglichkeit die Ziele regelmäßig zu überprüfen, als auch den betreffenden Mitarbeitern, welche die Ziele verwirklichen sollen eine nachvollziehbare Orientierung. So kann ein denkbares Nahziel lauten: „Der Eingang von Beschwerden soll sich binnen der ersten drei Monate um 10 % vermehren" und

„Die Anzahl der Kunden des Pflegedienstes A soll sich binnen der nächsten 6 Monate um 5% vermehren. Die festgelegten Ziele sollten schriftlich festgehalten werden. Des Weiteren müssen verantwortliche Personen bestimmt werden, welche die Einhaltung der geplanten Maßnahmen überprüfen.

5. Maßnahmen und Handlungsplan

Ein erfolgreiches Beschwerdemanagement fordert kompetente Arbeit eines geschulten Fachpersonals. Der Prozess muss lückenlos verlaufen, um die gewünschten Ziele zu verwirklichen. Im Pflegedienst A ist der Prozess bereits im ersten Schritt, der Beschwerdestimulierung gescheitert. Die bisherigen Beschwerdekanäle sind nicht auf die Attribute des Kundenkreises ausgerichtet. Zur Optimierung des Beschwerdemanagements muss also bereits an dieser Stelle interveniert werden. Die Beschwerden können teilweise nicht vom Kunden selbstständig ohne Hilfe eines Außenstehenden übermittelt werden. Erst durch Verärgerung und somit mit dem damit einhergehenden Risiko der negativen Mund-zu-Mund-Propaganda und Anregung des Angehörigen wurde die Beschwerde über Umwege im Unternehmen eingereicht. Ein weiteres Problem im

Beschwerdemanagement des Pflegedienstes A besteht im Bereich der Beschwerdebearbeitung. Hierbei ist der Sachbearbeiter C dafür verantwortlich für die aufgekommenen Probleme eine Ursache und einen entsprechenden Lösungsansatz zu finden, welchen er dem Pfleger B übermitteln kann. Im Folgenden wird eine mögliche Lösung für das oben genannte Problem aufgezeigt

5.1 Mitarbeiterschulungen

Eine Kommunikations-Schulung kann dem Mitarbeiter des Beschwerdemanagements detailliertes Fachwissen über den Kundenkreis des Unternehmens vermitteln. Menschen, welche den Service einer häuslichen Krankenpflege nutzen, haben geringe technische Kenntnisse und sind in der Regel relativ unselbstständig. Daher können dem Mitarbeiter des Beschwerdemanagements Möglichkeiten aufgezeigt werden, auf den Kunden zugeschnittene Kommunikationskanäle anzubieten. Auch können Motivatoren gezeigt werden, welche den Kunden animieren sich möglichst frühzeitig zu melden, sodass bei Problemen bereits frühzeitig interveniert werden kann.

Weitere Schulungen von Unternehmensexperten können dem Sachbearbeiter Einblicke in betriebliche Prozesse vermitteln, sodass diese ein intensiveres Verständnis für Organisationen innerhalb des Betriebes erlangen. Spezifische Seminare bilden den Sachbearbeiter soweit aus, dass er Fachwissen in Verbesserungsvorschläge transformieren kann, sodass die qualitative Bearbeitung der Beschwerden effizient funktionieren und Vorteile für das Unternehmen bieten kann.

Erfolge aus den Schulungen und Fortbildungen können und sollten gemessen und dokumentiert werden. Weiterer Schulungsbedarf kann sich innerhalb der ersten Phase nach der Schulung durchaus ergeben. Trainings und weitere Fortbildungen können nach einer Periode von 6 Monaten wiederholt werden.

Effekte der Schulungen und Training werden anhand von Evaluationen festgestellt. Zunächst kann anhand der Anzahl der Beschwerdeeingänge festgestellt werden, ob mehr Kunden diese Möglichkeit nutzen. Weiterhin kann ein Fragebogen an den Kunden erstellt werden. Der Fragebogen sammelt Informationen darüber, ob der Kunde über die neuen Wege der Beschwerdeeinreichung informiert ist und ob er auch ausreichend informiert ist. Auch gibt er Angaben darüber, ob, wenn er bereits Beschwerde eingelegt hat, die Reaktion des Pflegedienstes A in einem akzeptablen Zeitraum zurückgekommen ist, und ob seine Zufriedenheit gestiegen ist. Der Fragebogen wird vom Pfleger zum Besuch mitgebracht und aufkommende Fragen besprochen und ausgefüllt mit in den Betrieb genommen.

6. Durchführung

6.1 Beschwerdestimulierung

Eine geringe Anzahl an Eingängen von Beschwerden ist nicht mit einem hohen Zufriedenheitsgrad der Kunden gleichzustellen. Nur ein Bruchteil von enttäuschten Kunden verfasst eine Beschwerde[15] (Kotler/Bliemel 1999, 740). Der größte Teil der Kunden, die negative Erlebnisse bzw. unzureichende Erfahrungen erleben mussten sehen sich nicht dazu veranlasst die Probleme dem Unternehmen gegenüber zu äußern. Sie könnten direkt einen Wechsel zur Konkurrenz in Erwägung ziehen und deshalb dem Aufwand gegenüber keinen Nutzen mehr sehen oder sogar das Image des Unternehmens durch negative Mundpropaganda schädigen [16](Heckelmann, 1997,38). Besonders im Pflegebereich ist eine negative Erfahrung ein sensibles Thema. Oftmals wird Enttäuschung nur Familienmitgliedern gegenüber geäußert. Ist der Kunde nicht von sich aus motiviert Beschwerde einzulegen, ist es die Aufgabe des Unternehmens diese dazu anzuregen. In diesem Schritt der Beschwerdestimulierung obliegt es dem Unternehmen dem Kunden gegenüber zu signalisieren, dass dieser Bedenken und Probleme äußern kann und dass diese sogar willkommen sind. Hierbei ist zu beachten, dass verdeutlicht werden muss, dass hieraus keinerlei negative Konsequenzen auf den Kunden zurückfallen. Im Bereich der Pflege gibt es oftmals die Sorge, dass der Kunde von der für ihn eingeteilten Pflegekraft abgestraft wird, wenn er sich über sie beschwert. Des Weiteren muss das Unternehmen die Beschwerdekanäle breit fächern und leicht zugänglich machen, sodass der Aufwand und Komplikationen für den Kunden minimalisiert werden. Hier schließt sich an, dass die Möglichkeiten der Beschwerdeeinreichung auch regemäßig erneut aufgezeigt werden, wie beispielsweise durch Flyer und Ausdruck von Fragebögen oder, im Bereich der ambulanten Pflegedienste, durch regelmäßiges Erfragen des Wohlbefindens durch die Mitarbeiter. Auch der Hinweis, dass Beschwerden auch anonym eingereicht werden können, sollte besonders betont werden.

6.2 Beschwerdeannahme

Auf der anderen Seite des Beschwerdekanals befindet sich ein Mitarbeiter, welcher die Beschwerde entgegennimmt. Besonders, wenn es sich um mündliche Beschwerden handelt ist die Reaktion des Mitarbeiters im Erstkontakt von hoher

---

[15.] Kotler/Bliemel 1999, 740
[16.] Heckelmann, 1997,38

Bedeutung für den Beschwerdeführer. Hier kann sich bereits - unabhängig davon, ob das Problem des Kunden gelöst werden kann oder nicht – entscheiden, ob die erste Unzufriedenheit und Ärgernis besänftigt werden können[17]. Oftmals kann der Beschwerdeempfänger das Problem nicht direkt lösen, jedoch ist es wichtig, dass dem Kunden das Gefühl gegeben wird ernst genommen zu werden. In erster Linie soll der Kunde beruhigt werden, hierfür werden die Mitarbeiter speziell geschult und können entsprechende sozialpsychologische Kenntnisse aufweisen[18]. Weiterhin sind die Mitarbeiter dazu angehalten Beschwerden im Detail zu erfassen und an den zuständigen Mitarbeiter weiterzuleiten. Bis zu diesem Punkt sind sie der sogenannte „Complaint Owner". Als der „Eigentümer" sind sie dazu angehalten, wenn möglich, das aufgetretene Problem sofort selbst zu lösen oder dieses korrekt und vollständig weiterzuleiten[19].

6.3 Beschwerdebearbeitung

Die Beschwerdebearbeitung, welche intern erfolgt, und Beschwerdereaktion werden zu einem Schritt zusammengefasst. Erstere kann theoretisch jeweils in weitere Schritte segmentiert werden. Hier sollten bestimme Mechanismen zur Termineinhaltung und Verantwortliche Personen zur Bearbeitung und Überwachung dessen bestimmt werden. Somit wird sichergestellt, dass die Rückmeldung auf die Beschwerde in einem annehmbaren Zeitraum erfolgt. Die Reaktionen sollten, sofern sich die Beschwerden an allgemeine Unternehmensprozesse richten, anhand von einem bestimmten System und Leitlinien entwickelt werden. Zwar sollten Lösungen den Kunden zufrieden stellen, sich jedoch gleichzeitig nach Aufwand und Kosten orientieren. Sollte das Unternehmen eine Entschädigung erbringen, muss entschieden werden, ob diese finanziell oder materiell sein soll. Für das Beispiel des ambulanten Pflegedienstes kann eine finanzielle Entschädigung in Betracht gezogen werden, was bedeutet, dass dem Kunden ein Preisnachlass oder gar Schadensersatz geboten wird, da eine materielle Entschädigung den Ersatz eines Gutes bedeutet, was bei einer Dienstleistung nicht möglich ist. Selbst eine immaterielle und nicht finanzielle Entschädigung etwa in Form von einer Entschuldigung und eines Versprechens, dass die Beschwerde des Kunden ernst genommen wird und daran gearbeitet wird, kann bereits das Ärgernis des Kunden lindern[20].

---

[17] Bittner/Booms/Tetreault, 1990, 71.
[18] Plein, 2016, 201.
[19] Stauss/Seidel, 2002, 126.
[20] Murzin/Bohnmüller, 2018, 44

Die gesamte Kundenkommunikation fließt in diesen Schritt mit ein, da an dieser Stelle für den Erhalt der Kundenbeziehung entscheidend ist, ob die Enttäuschung entschädigt werden konnte und der Kunde weiterhin von diesem ambulanten Pflegedienst versorgt werden möchte.

6.4 Beschwerdeauswertung

Die weiteren Schritte des Gesamtprozesses erfolgen nur noch internen und werden für Unternehmenszwecke genutzt[21]. Kundenbeschwerden enthalten Informationen über Fehler und Lücken der Unternehmensleistungen. Bei der Beschwerdeauswertung gilt es die Informationen aus den Beschwerden, welche auch unrelevante Informationen enthalten und in diversen Formen eingereicht werden können, herauszufiltern und systematisch zu erfassen. Dies ist wichtig, um hieraus Verbesserungsvorschläge und Optimierungspotential zu entwickeln und den jeweils betreffenden Abteilungen bereitzustellen. Bei der quantitativen Beschwerdeauswertung geht es darum, die Häufigkeit des Auftretens eines Problems zu dokumentieren. Sinnvoll ist auch die anschließende Gegenüberstellung von der von dem Kunden darüber empfundenen Gewichtung des

Problems. Die qualitative Auswertung befasst sich mit der Ursachenerforschung und Analyse des Verbesserungspotentials. Im Bereich des ambulanten Pflegedienstes kann beispielsweise eine Beschwerde über mehrmaligen Verspätungen des Pflegers eingereicht werden. Hierbei ist es dann von Bedeutung, ob diese Beschwerde mehrmals eingegangen ist. Dies ist die quantitative Bearbeitung, welche sodann auch ermisst, wie relevant der Punkt der Pünktlichkeit für den Kunden ist. Die quantitative Bearbeitung beschäftigt sich sodann mit der Ursachenanalyse, welche lange Fahrtwege oder personelle Unterbesetzung ergeben würde. Auch Verbesserungsvorschläge, wie Änderung der Fahrtwege oder Einstellen weiterer Personals ergeben sich aus diesem Schritt.

6.5 Beschwerdemanagement-Controlling

Das Controlling umfasst viele Aufgaben und wird im Folgenden in weitere Teilbereiche untergliedert. In erster Linie muss festgestellt werden, ob das Beschwerdemanagement für den Kunden von Bedeutung ist, also seine Unzufriedenheit durch die Reaktion des Unternehmens auf seine Beschwerde wieder in Zufriedenheit umgewandelt werden kann.

---

[21] Bruhn, 2007, 176.

Des Weiteren muss kontrolliert werden, ob die Aufgaben innerhalb des Beschwerdemanagements erfüllt werden, ob sich die Mitarbeiter an den Leitlinien orientieren und die festgelegten Zeitfenster halten. Abschließend muss erwiesen werden, dass die Implementierung des Instruments des Beschwerdemanagements mit dem einhergehenden Kostenaufwand einen Nutzen für das Gesamtunternehmen ergeben. Die Wirtschaftlichkeit eines Unternehmens steht für die Sicherung dessen Existenz im Vordergrund. Deshalb muss die Effektivität jedes Bereichs innerhalb des Unternehmens regelmäßig überprüft werden.

6.6 Beschwerde-Reporting

Sämtliche relevanten Kennzahlen werden periodisch systematisch in einem Bericht zusammengefasst und der Geschäftsleitung übergeben. Weiterhin wird im Bereich des gesamten Qualitätsmanagements mithilfe der Berichte interaktiv gearbeitet und überprüft, ob die jeweiligen Abteilungen die Beschwerden und daraus resultierenden Verbesserungsanweisungen und -vorschläge beachten und ihre Prozesse tatsächlich optimieren.

6.7 Schulungsbedarf von Mitarbeiterin

Die Konfrontation mit Fehlern und Verbesserungsvorschlägen vom Beschwerdemanagement aus kann auf jeden Mitarbeiter des Unternehmens zurückfallen und selten fällt es leicht diese zu akzeptieren und vor allem umzusetzen. In diesem Teil der Arbeit sollen die Möglichkeiten zur Weiterbildung und Schulungen von Mitarbeitern aufgezeigt werden, durch welche diese auf die Einführung eines Beschwerdemanagements vorbereitet werden. Innerhalb des Unternehmens muss jeder Mitarbeiter zunächst durch die Geschäftsleitung darüber informiert werden, was ein Beschwerdemanagement ist und inwiefern jeder Mitarbeiter damit in Verbindung steht und ein Zeitfenster, ab wann die Einführung dessen geplant ist. Durch externe Expertenschulungen können Mitarbeiter erlernen, Empathie gegenüber den Kunden für einen professionellen Umgang nach außen zu üben und sich bewusst zu machen, dass konstruktive Kritik auch innerhalb des Unternehmens keine persönliche Kritik bedeuten muss, sodass diese Emotionen vom Sachverhalt trennen können. Dies ist vor allem für den professionellen kollegialen Umgang innerhalb des Betriebes von Bedeutung. Auch die Mitarbeiter des Beschwerdemanagements muss wissen, wie sie Kritik übermitteln können, ohne, dass sich der Kollege persönlich angegriffen fühlt und die Kommunikation möglichst informativ und verständlich gestaltet werden kann. Hat der Mitarbeiter die Kritik oder den Verbesserungsvorschlag erhalten, liegt es nun an ihm diese umzusetzen. Teilweise ist es ausreichend, einen Hinweis zu erhalten, sodass der Mitarbeiter sein Verhalten ändern kann. Oftmals bedarf es jedoch auch hier Hilfe von Außenstehenden. Externe Experten können in Form von Seminaren die Mitarbeiter sachorientiert vorbereiten, sodass diese eventuell neue Methoden erlernen und anwenden können. Dieser Bedarf kann in jedem Aufgabenbereich innerhalb des Betriebs anfallen, daher sollte die Möglichkeit zur Schulung jedem Mitarbeiter zustehen und sollte diesem nicht als Schwäche angerechnet werden.

6.8 Stärken

Der Pflegedienst A ist ein mittelständisches Unternehmen mit einer vergleichsweise geringeren Kunden- und Mitarbeiteranzahl. Daher ist eine persönlichere Bindung zu den Kunden möglich. Zudem kann sich der Pfleger oder die Pflegerin besser auf die Bedürfnisse des Kunden einstellen. Beides resultiert in einer gesteigerten Kundenzufriedenheit und stabilisiert die Kundenbindung. Durch den Fortschritt in der Technik können viele Arbeitsschritte digitalisiert werden. Das tragbare Pocket, in dem alle Arbeitszeiten nachgewiesen werden können, gelten als Arbeitsnachweis für den Pfleger. Hier kann er genau dokumentieren, wie viel Zeit er für die Patienten oder die Fahrten aufbringen musste. Auch der Tätigkeitsnachweis ist digitalisiert und deshalb zeitsparend.

6.9 Schwächen

Der zurzeit nahezu überall herrschende Pflegenotstand ist nicht zu vernachlässigen. Der Fachkräftemangel hemmt die Flexibilität der Touren- und Dienstplanung des Pflegedienstes A immens. Das Ersetzen von kurz- oder längerfristigen Ausfällen von Pflegerinnen und Pflegern stellt eine große Hürde dar. Als mittelständisches Unternehmen mit tendenziell wenigen Pflegerinnen und Pflegern kann sich das kurzfristige einspringen eines Arbeitskollegen unter anderem Aufgrund der Pflicht zur Einhaltungen der Ruhezeiten als problematisch darstellen. Auch aus finanzieller Sicht ist der Kostenaufwand für einen Leiharbeiter für den Pflegedienst A nicht immer hinnehmbar. Die Überarbeitung der Mitarbeiter trägt häufigere Krankmeldungen als Konsequenz, welche wiederum die anderen Pfleger auffangen müssen. Der Nachfrage nach Ausbildungsplätzen in der Pflege stagniert, sodass auch kaum Nachwuchsmitarbeiter zu erwarten sind. Auch die Zeitfenster für den Pfleger sind sehr gering. Viele ungeplante Begebenheiten können dieses bereits behindern. Durch die fehlenden Gelder der Krankenkassen für die Krankenpflege kann kein lockereres Zeitmanagement geplant werden.

6.10 Chancen

Als Stärken kann die dennoch existierende Flexibilität der Tourenplanung aufgezeigt werden. Da sich die Pflegerinnen und Pfleger vor Dienstbeginn in der Zentrale des Pflegedienstes A einfinden, kann jede Tour bis zum Morgen umgeplant werden. Auch können die Pflegerinnen und Pfleger diverse Touren übernehmen und bei ihren Kolleginnen und Kollegen bei Bedarf einspringen. Sie besitzen die gleiche Ausbildung und können ohne großen Aufwand die Patienten und Aufgaben eines anderen Kollegen oder Kollegin ersetzen. Auch der Dienstplan kann bei Bedarf relativ zeitnah umstrukturiert werden. Nicht zuletzt steht jederzeit noch die Möglichkeit zur Verfügung, weitere Arbeitskräfte durch Leasingagenturen anzuleihen.

6.11 Risiken

Aufgrund von Fusionierungen unter anderen ambulanten Pflegediensten, können diese daraus resultierende Synergieeffekte nutzen. Dies führt zu Wettbewerbsnachteilen für den Pflegedienst A. Es herrscht eine hohe Anzahl von Konkurrenzunternehmen im näheren Umkreis eines Kunden. Daher kann dieser beim Auftreten eines negativen Vorkommnisses mit geringem Aufwand den Service des Pflegedienstes A quittieren und zu einem anderen häuslichen Pflegedienst wechseln. Hierfür trägt er nur einen geringen oder keinen Kostenaufwand.

6.12 Ressourcen und Bedarf der Angestellten

Für Mitarbeiter eines mittelständischen Unternehmens ist die Einführung eines Beschwerdemanagements eine spürbare Umstellung[22]. Zwischen der bloßen Beschwerdebearbeitung und dem Beschwerdemanagement liegen viele Unterschiede. Es gilt hierbei nicht nur negatives Feedback für unzureichende Leistungen oder unprofessionelles Verhalten im Sinne einer Mahnung der Geschäftsleitung zu erhalten. Die Mitarbeiter müssen lernen das neue System als Chancen wahrzunehmen. Kunden werden nicht mehr nur als „Nörgler" [23] oder

„auffällige Patienten" betrachtet. Sie liefern Informationen, mit denen Prozessfehler und -lücken aber auch Potential erkannt werden können. Ergibt sich im Controlling ein häufiger auftretendes Problem, so hat der Mitarbeiter die Möglichkeit hierfür eine Schulung zu erhalten. Pfleger B kann Anti-Stress-Seminare besuchen, welche sich als gesundheitsfördernde Maßnahme positiv auf ihn auswirken kann und profitiert sogar davon. Durch regelmäßige Teambesprechungen und Trainings im Team ist der Pfleger in der Lage die Anweisungen auch umsetzen

7. Ergebnisse und Sicherung

Anhand der Ergebnisse aus den Evaluationen, konnte festgestellt werden, dass die Kenntnis über die Möglichkeit zwar weiterverbreitet ist, jedoch noch Informationsbedarf besteht. Die Kunden müssen besser angeleitet werden ihre Beschwerden zu formulieren, sodass eine qualitative und quantitative Bearbeitung ermöglicht wird. Häufig auftretende Probleme [24] können mit entsprechenden Verbesserungsmaßnahmen bearbeitet werden. Jedoch besteht noch Bedarf der Erweiterung des Fachwissens bezüglich seltener auftretenden Probleme, welche dennoch einen hohen Empfindlichkeitsgrad beim Kunden besitzen.

---

[22] Schmidt/Faller, 2013, 8.

[23] Stauss/Seidel, 2014 212

[24] Pünktlichkeit, Stresslevel der Pfleger

7.1 Risiken und Chancen des Beschwerdemanagements

Es gibt immer Potential und Möglichkeiten die Mitarbeiter des Beschwerdemanagements weiterzubilden und in umfangreiche Kenntnisse zu investieren. Auch können weitere Mitarbeiter zur zeitnahen Bearbeitung der Fälle angestellt werden. Jedoch sind nahezu alle verfügbaren Maßnahmen mit Kosten verbunden. In diesem Teil der Arbeit soll eine Gegenüberstellung von Kosten und Nutzen des Beschwerdemanagements nach Stauss und Seidel aufgezeigt werden.

7.2 Kosten-Controlling

Wird Personal für das Beschwerdemanagement eingestellt, ergeben sich hieraus bereits Kosten. Stellenanzeigen, Bewerbungsgespräche und Einarbeitung bedeuten bereits finanziellen Aufwand. Lohn für die Mitarbeiter und Ausgaben für Schulungen und Trainings durch externe Moderatoren verursachen einen hohen Kostenaufwand für das Unternehmen. Aus der Umgebung des Mitarbeiters ergeben sich regelmäßige Verwaltungs- und Kommunikationskosten: ein Arbeitsplatz im Büro fordert einige Quadratmeter, Büroausstattung, Strom- und Telefonkosten kommen regelmäßig auf.

Die Reaktion des Unternehmens auf Kundenbeschwerden können auch finanziell erfolgen. Preisnachlässe oder nicht unübliche Wiedergutmachungen in Form von Gutscheinen ergeben Kulanzkosten. Die Zusammensetzung kann sich unterschiedlich ergeben und hat auch Einsparungs- und Optimierungspotential.

7.3 Nutzen-Controlling

Der Nutzen lässt sich nicht genau in Zahlen berechnen und kann teilweise erst über einen längeren Zeitraum nachvollzogen werden. Der größte und am ehesten messbare Nutzen ergibt sich bei der Betrachtung der Kundenfluktuation. Weniger Kunden, die den Service quittieren bedeuten einen fortlaufenden Geldfluss für die erbrachte Leistung. Auch kann von einer kostenaufwendigen Neukundenakquise abgesehen werden[25] Erheblich und relevant ist auch der Nutzen aus der Informationsgewinnung aus den Beschwerden der Kunden. Verbesserungen in betrieblichen Prozessen ergeben dauerhafte Kostensenkungen. Die Information, welche Prozesse optimiert werden können oder müssen, fließen zu einem geringeren Kostenaufwand, als durch eine Sachgutachter oder anderweitigen Unternehmensexperten. Qualitätsverbesserungen resultieren in einem Wettbewerbsvorteil. Die Existenz eines Beschwerdemanagements kann Marketingtechnisch genutzt werden. Der Kommunikationsnutzen ergibts sich aus weiteren Kunden welche hierdurch angezogen werden, woraus sich ein weiterer Geldfluss ergibt.

Den Return on Investment kann man nach einem längeren Zeitraum berechnen, indem man die Differenz aus den Ausgaben für das Beschwerdemanagement und dem daraus resultierenden Gewinn und Kosteneinsparungen. Nicht jeder Posten lässt sich detailliert in der Buchhaltung positionieren, jedoch ist die Gegenüberstellung ausreichend um festzustellen, dass die Implementierung des Beschwerdemanagements auch in einem mittelständischen Unternehmen, wie dem Pflegedienst A auf lange Sicht lohnenswert ist.

8. Schlussteil

Krankenpflege war immer schon eine Unternehmung der Nächstenliebe und Zuwendung an kranke und alte Menschen. Jedoch rückt die Wirtschaftlichkeit eines Pflegedienstes immer weiter in den Vordergrund und die finanzielle Existenz und Anteil am Markt müssen dauerhaft gesichert sein. Der Patient wird zum Kunden der Begriff „Kundenzufriedenheit" gewinnt zunehmend an Bedeutung. Die vorliegende Arbeit hat gezeigt, dass die Implementierung eines Beschwerdemanagements im Qualitätsmanagement des Unternehmens bei effizienter Ausführung, zu einer gesteigerten Kundenzufriedenheit und Qualitätsverbesserung führen kann.

[25.] Kotler/Bliemel 1999, 73.

Anhand des Beispiels des Pflegedienstes A und mittels geeigneter Methoden und Analysen konnten Ressourcen, Chancen und Probleme analysiert werden. Bei einer ausreichenden Schulung und Zusammenarbeit aller Mitarbeiter kann ein effektives Management umgesetzt werden und der Nutzen nach einem Verwirklichungszeitraum festgestellt. Hiergegen wurden Kosten für alle mit dem Beschwerdemanagement zusammenhängenden Positionen gegenübergestellt. Dabei konnte festgestellt werden, dass eine genaue Gegenüberstellung nicht vollständig möglich ist, sich aber tendenziell, durch Einsparung überflüssiger Kosten, eine positive Resonanz für das Unternehmen ergibt. Kundenbindungen werden stabilisiert und Unternehmensprozesse optimiert und somit ein Wettbewerbsvorteil am Markt und die Existenz des Unternehmens gesichert.

Literaturverzeichnis

Bruhn, M. (2007). Kundenorientierung - Bausteine eines exzellenten Customer Relationship Management (CRM), München: Dt. Taschenbuch-Verl.; Beck

Heckelmann, S. (1997)Beschwerdemanagement in Versicherungsunternehmen, Karlsruhe, VVW GmbH

Homburg, Ch., Schäfer, H., Schneider, J. (2003): Sales Excellence-Vertriebsmanagement mit System, Wiesbaden: Springerverlag

Kotler, P. / Bliemel, F. (2001): Marketing-Management - Analyse, Planung und Verwirklichung, Stuttgart: Schäfer-Poeschel

Kukat, F. (2005): Beschwerdemanagement in der Praxis: Kundenkritik als Chance nutzen, Düsseldorf: Symposium Publishing

Murzin, /Bohmüller, (2018) Von der Beschwerde zur Zufriedenheit Entwicklung eines B2B-Beschwerdemanagementprozesses: Die Karlsruher Marketing Fachschrift: markeZin, Karlsruhe: Hochschule Karlsruhe - Technik und Wirtschaft)

Plein, K. (2016): Dysfunktionales Beschwerdeverhalten: Ausprägungen, Entstehung, Auswirkungen und Managementimplikationen, Wiesbaden: Springerverlag

Porter, M. (1985), competitive advantage - Creating and Sustaining Superior Performance, New York: The Free Press

Schmidt, K. /Faller, C. (2013): Customer Loyalty Management für kleine und mittelständische Unternehmen: Erfolgsfaktoren der Kundenloyalität anhand kundenbindender Best-Practice-Maßnahmen, Norderstedt, Books on Demand

Schöler, A. (2009): Beschwerdeinformationen und Ihre Nutzung, Wiesbaden: Springerverlag

Stauss (2013), Springer Fachmedien, Wiesbaden: Gabler Wirtschaftslexikon, Stichwort: Beschwerdemanagement,

Stauss, W./ Seidel, B. (2002): Beschwerdemanagement.: Kundenbeziehungen erfolgreich managen durch Customer Care. München Hanser Fachbuch

Stauss, W./ Seidel, B. (2014): Beschwerdemanagement, München: Carl Hanser Verlag GmbH Co KG

Stolzenberg, K. /Heberle, K., (2009), Change-Management. Veränderungsprozesse erfolgreich gestalten - Mitarbeiter mobilisieren, Heidelberg: Springer Science & Business Media

Zollondz, H. (2011): Grundlagen Qualitätsmanagement. München, Oldenburg Verlag

https://www.destatis.de/DE/ZahlenFakten/GesellschaftStaat/Gesundheit/Pflege/Pfleg e.html

zuletzt aufgerufen am 11.03.2018, 18 Uhr

https://www.destatis.de/DE/ZahlenFakten/GesellschaftStaat/Gesundheit/Pflege/Tabel len/PflegeeinrichtungenDeutschland.html

zuletzt aufgerufen am 11.03.2018, 18 Uhr

Anhänge:

Abbildung 1

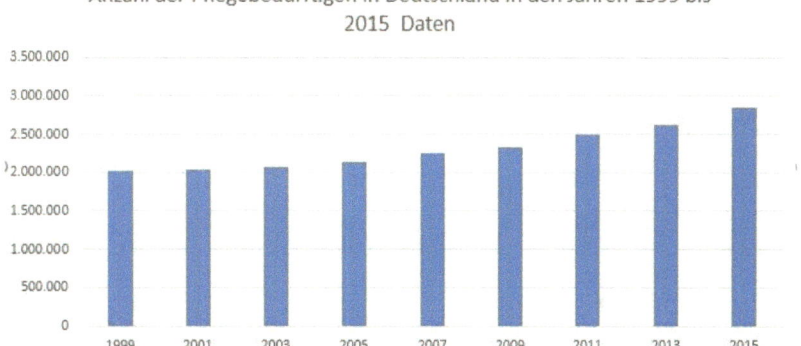

Anzahl der Pflegebedürftigen in Deutschland in den Jahren 1999 bis 2015 Daten

Quelle eigene Darstellung nach Daten des statistischen Bundesamtes

Abbildung 2

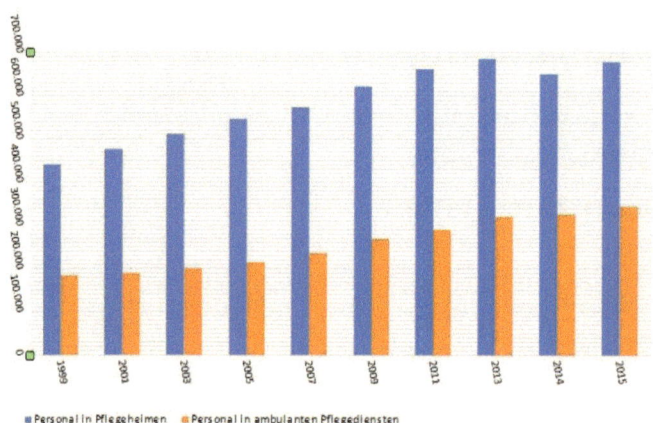

Beschäftigungsrate im stationären und ambulanten Pflegedienst

■ Personal in Pflegeheimen　■ Personal in ambulanten Pflegediensten

Quelle: eigene Darstellung nach Daten des statistischen Bundesamtes

Abbildung 3

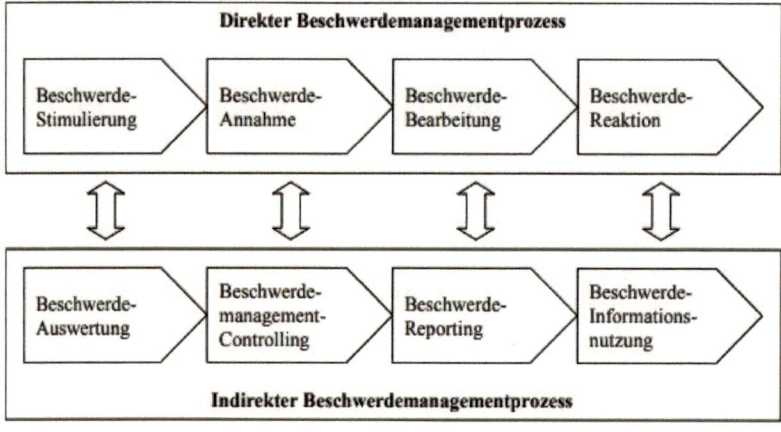

Quelle: Stauss/Seidel

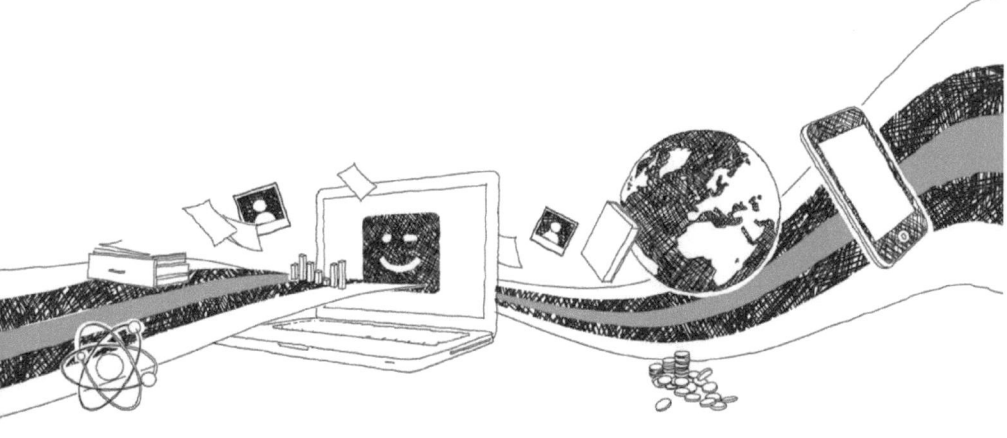
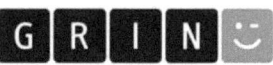